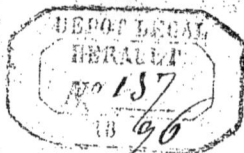

CONTRIBUTION A L'ÉTUDE

DU

TÉTANOS ÉLECTRIQUE

CHEZ L'HOMME

—

RYTHME DES EXCITATIONS CAPABLE DE PROVOQUER

LE TÉTANOS MUSCULAIRE CHEZ L'HOMME SAIN

ET DANS PLUSIEURS ÉTATS PATHOLOGIQUES

PAR

Le Dᴿ Félix ALLARD

Licencié ès Sciences Physiques

Pharmacien de 1ʳᵉ Classe, Ex-Préparateur de Physique Biologique

Chargé du service de l'Électrothérapie des Hôpitaux de Montpellier

MONTPELLIER

TYPOGRAPHIE ET LITHOGRAPHIE CHARLES BOEHM

ÉDITEUR DU NOUVEAU MONTPELLIER MÉDICAL

—

1896

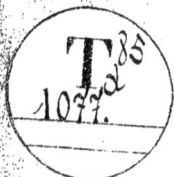

CONTRIBUTION A L'ÉTUDE

DU

TÉTANOS ÉLECTRIQUE

CHEZ L'HOMME

——

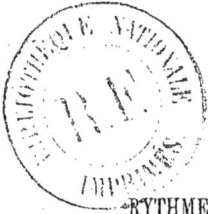

RYTHME DES EXCITATIONS CAPABLE DE PROVOQUER

LE TÉTANOS MUSCULAIRE CHEZ L'HOMME SAIN

ET DANS PLUSIEURS ÉTATS PATHOLOGIQUES

PAR

Le Dr Félix ALLARD

Licencié ès Sciences Physiques
Pharmacien de 1re Classe, Ex-Préparateur de Physique Biologique
Chargé du service de l'Électrothérapie des Hôpitaux de Montpellier

MONTPELLIER

TYPOGRAPHIE ET LITHOGRAPHIE CHARLES BOEHM

ÉDITEUR DU NOUVEAU MONTPELLIER MÉDICAL

——

1896

A MON PÈRE ET A MA MÈRE

A MON ONCLE

Le Docteur Louis BLANC

Médecin en Chef des Hôpitaux d'Avignon

A MA FAMILLE

F. ALLARD.

PRÉFACE

Ce travail a été fait au laboratoire de physique biologique et dans le Service Électrothérapique des hôpitaux, sous l'inspiration et avec les savants conseils de M. le professeur Imbert, auquel je suis heureux de donner ici un témoignage public de reconnaissance.

Vous n'avez jamais cessé, mon cher Maître, pendant les cinq années que j'ai passées dans votre laboratoire, de me prodiguer vos sages conseils ; je ferai mon possible pour toujours les suivre et n'oublierai jamais la dette de reconnaissance que j'ai contractée envers vous.

La plupart des observations que je rapporte ont été recueillies dans le service de M. le professeur Grasset. C'est avec la plus grande bienveillance qu'il m'a toujours indiqué les malades pour lesquels l'application de l'électricité au diagnostic ou à la thérapeutique pouvait être de quelque utilité. Qu'il me permette de lui exprimer ici une profonde gratitude.

Je n'aurai garde d'oublier M. le professeur agrégé Lecercle, qui, en m'enseignant la technique électrothérapique, a su m'intéresser à cette branche importante de la thérapeutique.

CONTRIBUTION A L'ÉTUDE

DU

TÉTANOS ÉLECTRIQUE

CHEZ L'HOMME

RYTHME DES EXCITATIONS CAPABLE DE PROVOQUER LE TÉTANOS MUSCULAIRE CHEZ L'HOMME SAIN ET DANS PLUSIEURS ÉTATS PATHOLOGIQUES.

INTRODUCTION

L'exploration électrique des nerfs et des muscles peut donner à la clinique des renseignements précieux au point de vue soit du diagnostic, soit du pronostic ; elle peut, dans certains cas spéciaux, contribuer à tracer aux médecins une ligne de conduite thérapeutique déterminée, à fournir aux chirurgiens des indications opératoires précises.

Cet examen électrique, qui porte sur l'exploration des nerfs et des muscles par les courants faradiques et galvaniques, comprend l'appréciation des variations quantitatives ou qualitatives de l'excitabilité normale. Certaines de ces variations peuvent être appréciées plus ou moins exactement par des nombres (distance des bobines pour l'excitabilité faradique, intensité en milliampères pour l'excitabilité galvanique); quant à la façon dont se fait la secousse musculaire, à la forme de cette secousse, on se borne à noter le degré de rapidité ou de lenteur avec la seule approximation que la vue peut fournir.

Or la durée et la forme de la contraction musculaire constituent un des éléments importants et caractéristiques de la réaction de dégénérescence complète ou partielle. Sans doute dans quelques cas, moins nombreux toutefois qu'on ne serait tenté de le croire à la lecture des auteurs, la contraction est assez lente pour que cette variation qualitative puisse être suffisamment appréciée par la vue; mais dans bien des cas, dans lesquels d'ailleurs les autres caractères moins importants de la DR ne sont pas nettement accusés, dans tous les états intermédiaires existants entre la réaction normale et la DR partielle ou complète, la vue est insuffisante pour apprécier la lenteur plus ou moins grande de la contraction, alors justement que la nature exacte de ce caractère serait plus utile à connaître pour l'appréciation de l'état des muscles explorés.

C'est ainsi que, dans de nombreux cas de névrites, même anciennes, dans les paralysies amyotrophiques au début, tout se réduit à une diminution d'excitabilité du nerf et du muscle par les courants voltaïques et faradiques avec quelquefois inversion des pôles ($AnFS > KaFS$) et le plus souvent égalité seulement ($AnFS = KaFS$).

C'est pour l'interprétation judicieuse de ces faits que la considération de l'autre caractère de la réaction de dégénérescence, la lenteur de la contraction musculaire, prend en quelque sorte une importance plus grande.

Le procédé le plus sûr et le plus exact pour obtenir tous les renseignements relatifs à la forme de la contraction musculaire consiste évidemment dans l'inscription de cette contraction; mais un tel procédé exige une instrumentation spéciale et compliquée, et n'est guère applicable, en conséquence, que dans un laboratoire de physique ou de physiologie.

Il m'a semblé que, par un autre mode d'exploration, moins parfait il est vrai, mais assurément plus pratique en clinique et consistant dans la détermination du nombre d'excitations par seconde nécessaire pour provoquer le tétanos complet des muscles à explorer, on pourrait se faire une idée suffisamment exacte de cet élément important de la contraction musculaire, la durée de la contraction.

Le tétanos musculaire physiologique est, en effet, constitué par la fusion des secousses musculaires les unes avec les autres. Que l'on fasse agir sur un muscle une série d'excitations électriques égales et régulièrement espacées, le muscle se contractera d'une façon rythmique et les secousses seront nettement séparées, si l'intervalle de temps compris entre deux excitations successives est assez grand; mais, si la deuxième excitation surprend le muscle alors qu'il n'est pas encore complètement relaché, la deuxième contraction empiètera sur la première, la troisième sur la seconde, et ainsi de suite.

Le tracé indiquera alors, après une ligne d'ascension correspondant au raccourcissement initial du muscle, une ligne ondulée qui montre que les secousses élémentaires sont encore en partie séparées les unes des autres; c'est là le *tétanos incomplet*.

Si les excitations sont de plus en plus fréquentes, il arrivera un moment où la seconde excitation surprendra le muscle, non plus alors qu'il a commencé à se relâcher, mais pendant qu'il se contracte ; la ligne d'ascension ne sera plus suivie d'une ligne sinueuse, mais d'une droite qui constitue le *plateau* ; le *tétanos* est *parfait* ou *complet*.

Les secousses auront d'autant plus de tendance à se fusionner en un tétanos complet qu'elles seront plus allongées. Par suite, des secousses lentes se fusionneront en tétanos, alors que, pour

2

le même nombre d'excitations par seconde, des secousses très
brèves resteront encore distinctes.

On pourra donc, en comparant le nombre des interruptions
tétanisantes obtenu sur un muscle sain à celui d'un muscle
malade, se faire une idée assez exacte de la durée de contraction
de ce dernier. Des mesures successives effectuées sur un même
muscle fourniront de même des renseignements dont il sera possible de tirer des indications sur la marche d'une lésion ou les
progrès d'une régénération.

Afin que ce procédé soit pratique, il faut qu'on puisse recon-
naître, à la vue, le moment où la fusion des secousses est complète.

Or, l'observation m'a montré qu'avec un peu d'habitude on
y arrive sans difficulté.

Cette affirmation est d'ailleurs basée sur la comparaison de
l'appréciation visuelle avec les résultats fournis par l'inscription
de la contraction musculaire. Je me suis, en effet, astreint à enre-
gistrer les contractions de tous les muscles que j'ai eu à explorer pour arriver aux conclusions qui terminent ce travail et qui
seront plus sûrement établies. Mais il sera, en général, inutile de
prendre ce soin, et l'on peut se borner à juger attentivement,
avec le seul secours de la vue, du moment où la contraction
tétanique du muscle exploré est réalisée.

Il est évident qu'il y avait lieu de déterminer d'abord les conditions nécessaires pour obtenir le tétanos des muscles sains.

C'est par ces recherches physiologiques que je commencerai
cette étude en opérant sur un nombre limité de muscles facilement accessibles au tambour explorateur du myographe des
muscles de l'homme. Mais avant tout je consacrerai un premier
chapitre à l'indication détaillée des appareils que j'ai employés ;
je signalerai, chemin faisant, les raisons qui m'ont fait préférer
tel appareil à tel autre et la façon dont j'ai gradué l'interrupteur
choisi.

La connaissance précise des conditions opératoires est, en effet, indispensable, car les nombres d'excitations nécessaires pour réaliser le tétanos musculaire varient, comme on le verra, et en particulier avec les dispositions employées pour produire l'interruption du courant.

Les conditions opératoires étant nettement posées dans le premier chapitre, le deuxième sera consacré à l'exposé des expériences faites sur un certain nombre de muscles physiologiques et à l'interprétation des résultats.

Dans le troisième chapitre, je donnerai l'observation résumée d'un certain nombre de malades en traitement dans le Service Électrothérapique de l'Hôpital Suburbain. J'ai choisi ceux pour lesquels l'étude de la contraction musculaire présentait le plus d'intérêt. Les trois premières observations étant surtout intéressantes par les réactions électriques des nerfs et des muscles, je réunirai dans un même tableau les nombres qui expriment l'excitabilité galvanique et ceux des interruptions tétanisantes.

Je ferai suivre chaque observation de quelques remarques, et j'arriverai ainsi à l'exposition des conclusions qui me seront inspirées par l'ensemble des faits observés.

Enfin une remarque relative à la thérapeutique électrique terminera cette étude.

CHAPITRE PREMIER

Appareils

Pour appliquer à un nerf ou à un muscle des excitations parfaitement égales entre elles, il faut que la pile employée soit constante, que rien ne soit changé dans la conductibilité du circuit, il faut enfin que les ouvertures et fermetures au moyen desquelles se produit l'excitation soient identiques entre elles dans tous leurs éléments.

Toutes ces conditions devront être réalisées afin que les résultats d'explorations diverses soient comparables entre eux.

Voici les appareils dont je me suis servi :

La pile. — La pile que j'ai employée était composée de trois éléments de Gaiffe au chlorure de zinc. J'ai vérifié à plusieurs reprises la constance de ces éléments.

Choix de l'appareil interrupteur. — Le choix de l'interrupteur a exigé quelques tâtonnements. Il s'agissait de connaître, aussi exactement que possible, le nombre des interruptions, qu'il fallait en outre pouvoir faire varier facilement.

L'appareil qui, de prime abord, paraît satisfaire à toutes ces conditions est l'interrupteur à cylindre et à mouvement d'horlogerie de Trouvé.

Je rappelle que cet instrument se compose d'un cylindre divisé dans le sens de la longueur en vingt-quatre parties. Chaque partie est munie, suivant la section droite correspondante du cylindre, de saillies métalliques dont le nombre croît, d'une extrémité du cylindre à l'autre, suivant la suite naturelle des nombres ; il y a une saillie à la première division, 2 à la deuxième..... et 24 à la vingt-quatrième.

Le cylindre, mû par un mouvement d'horlogerie dont on gradue facilement la vitesse en inclinant les ailettes d'un régulateur, peut donc effectuer des nombres variables de tours par seconde. Un style, mobile parallèlement à l'axe du cylindre, peut être amené au niveau de chacune des rangées circulaires de saillies, qui le soulèvent chacune à leur tour pendant la rotation. Le courant se trouve d'ailleurs établi et interrompu à chaque soulèvement du style, et le nombre des interruptions est par suite égal au produit du nombre des saillies qui soulèvent le style par le nombre de tours effectués par le cylindre en une seconde. En donnant au cylindre des vitesses de 1, 2, 3, 4, 5 tours par seconde, on peut réaliser tous les nombres d'interruptions compris entre 1 et 100 par seconde.

Afin de faciliter la lecture, une règle en ivoire est placée parallèlement à l'axe du cylindre et divisée en 24 parties correspondant aux divisions du cylindre. On peut ainsi connaître avec la plus grande facilité la position du style et le nombre d'interruptions correspondantes.

La fermeture du circuit ne se fait pas par les touches du cylindre, ce qui aurait l'inconvénient de donner aux différents courants interrompus des durées variant avec le nombre des interruptions; mais le style comporte deux contacts en platine superposés l'un à l'autre sur une plaque d'ébonite. Ces contacts sont mis directement et à volonté dans le circuit au moyen d'un ressort à boudin. Si le contact supérieur est mis dans le circuit, le courant passera au moment même où le style est soulevé et cessera dès que la touche sera passée. Comme d'une part toutes les saillies du cylindre passent avec la même vitesse, que d'autre part le style et le ressort antagoniste restent invariables, il en résulte que le temps de soulèvement du style et par suite la durée de passage du courant restent constants, quel que soit le nombre de soulèvements pour une révolution du cylindre. Les choses se passeraient autrement si le contact avait lieu par le ressort inférieur, mais ce cas ne m'intéresse pas directement.

D'après MM. Trouvé et Onimus, le contact du style avec le ressort se faisant à glissement et tangentiellement, la fermeture et l'ouverture du courant sont instantanées.

Cet appareil, que j'avais associé à une bobine à chariot de Dubois-Raymond, ne m'a pas donné les résultats espérés. Tant que le nombre des interruptions est faible (12 et 16 par seconde), la courbe de contraction du muscle donne bien au myographe des oscillations correspondant aux interruptions; mais, si l'on augmente le nombre des interruptions, au lieu d'obtenir un tétanos complet représenté sur le tracé par un trait rectiligne (plateau) succédant à la ligne d'ascension, on n'obtient qu'une courbe à sinuosités irrégulières et irrégulièrement espacées, représentant une sorte de tremblement convulsif du muscle. Cependant le myogramme obtenu dans les mêmes conditions avec un autre interrupteur est bien celui d'un tétanos parfait. Ces divers faits résultent de l'inspection de la planche I, sur laquelle sont reproduits deux tracés obtenus sur un même muscle, le biceps brachial, toutes choses égales d'ailleurs, l'un avec l'interrupteur Trouvé, l'autre avec celui de Gaiffe; tandis qu'avec l'interrupteur à tige oscillante de Gaiffe (Pl. I, courbe II) le tétanos est nettement parfait pour 20 excitations par seconde, avec l'appareil de Trouvé (Pl. I, courbe I) la contraction n'est pas encore permanente pour le même nombre d'excitations.

Il n'y a pas là d'ailleurs une simple différence dans le nombre des excitations nécessaires pour produire le tétanos complet, différence résultant de la forme différente de l'excitation, suivant que l'on se sert de l'un ou l'autre des interrupteurs. Il m'a, en effet, été impossible avec l'interrupteur Trouvé, d'obtenir un tétanos complet, même en faisant croître le nombre des excitations jusqu'à 40 par seconde.

En outre, pour un nombre plus élevé d'excitations, loin de réaliser le tétanos, on n'observe plus que de rares contractions isolées, comme si le courant passait d'une façon continue et n'était interrompu que de loin en loin à des intervalles de temps irréguliers.

On peut sans doute attribuer ces irrégularités aux vibrations du style qui, surpris par une touche du cylindre en des phases différentes de son oscillation, ne doit quitter qu'imparfaitement le ressort avec lequel il entre en contact pour établir le passage du courant.

Obligé de renoncer, en considération des faits dont je viens de parler, à l'interrupteur de Trouvé, je me suis constamment servi de la *bobine à chariot de Gaiffe*.

L'interrupteur de cette bobine, qui peut donner de 50 à 2,000 interruptions par minute, se compose, comme on le sait, d'une tige métallique dont le centre de gravité peut être déplacé à l'aide d'un curseur; un ressort flexible de contact, un électro-aimant, dont les pôles laissent entre eux passage à la tige métallique oscillante et un levier curseur, pivotant sur une vis qui agit sur le ressort de contact, complètent le dispositif de l'interrupteur, qui est lui-même fixé sur un disque d'ébonite mobile autour d'un axe horizontal.

En faisant tourner le disque d'ébonite, on peut donner à la tige du pendule des inclinaisons différentes et faire varier de la sorte l'action que la pesanteur exerce sur cette tige. Cette rotation du disque d'ébonite, entraînant dans sa course le levier curseur, fait aussi varier la portion libre du ressort et par suite sa flexibilité. A la position verticale du trembleur correspond la plus grande flexibilité du ressort de contact et par suite la plus grande lenteur des interruptions. A mesure que le trembleur s'incline, le ressort de contact se raccourcit et les interruptions deviennent plus rapides. Cet interrupteur est associé à un appareil à chariot de Dubois-Raymond.

Graduation de l'interrupteur. — S'il est facile avec cet appareil de modifier à volonté le rythme des interruptions, il n'est pas aisé d'en connaître à chaque instant le nombre, car il n'existe dans l'appareil aucune disposition permettant d'arriver à ce résultat. Aussi ai-je dû établir, au préalable, une graduation de l'instrument. Voici le procédé que j'ai employé à cet effet :

Une graduation formée de divisions équidistantes (chaque division représentant un millimètre) a été fixée sur la circonférence du disque d'ébonite en sorte que, le disque tournant autour d'un axe horizontal, la graduation se déplace devant un trait de repère fixe tracé sur le montant en bois qui supporte le disque.

Comme en outre, pour une inclinaison donnée de la tige oscillante, on réalise des nombres variables d'interruptions en faisant glisser le curseur, qui déplace son centre de gravité, j'ai tracé sur la tige des divisions distantes d'un centimètre. Ces deux séries de divisions permettent de déterminer exactement les circonstances qui influent sur le nombre des interruptions par seconde.

Pour déterminer ce nombre, j'ai placé sur le circuit de la bobine à gros fil un signal électro-magnétique de Déprez, qui inscrivait sur un cylindre enregistreur les interruptions de ce circuit, tandis qu'à côté du signal un chronographe électrique marquait les demi-secondes.

Dans chaque cas j'ai compté les oscillations du tracé pendant quelques secondes, quatre en général. J'ai recommencé à plusieurs reprises la même numération et suis toujours arrivé à une concordance à peu près parfaite.

Prenant alors sur une ligne d'abscisses des longueurs égales

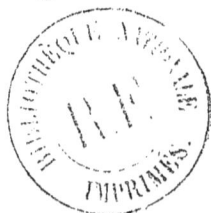

représentant les divisions du disque d'ébonite, en ordonnées des longueurs proportionnelles au nombre des interruptions, j'ai pu tracer une courbe régulière qui permet de connaître, avec une approximation très suffisante, le nombre des interruptions correspondant aux positions comprises entre celles pour lesquelles des déterminations ont été faites.

J'ai construit également d'autres courbes qui indiquent, pour une position donnée de la tige oscillante, comment varie le nombre des interruptions lorsqu'on déplace le curseur. Les courbes qui, pour les diverses inclinaisons différentes de la tige oscillante, se réduisent sensiblement à une droite constituent, avec celles dont j'ai parlé plus haut, la graduation complète de l'instrument.

Inscription de la contraction musculaire. — Je me suis servi, pour l'inscription de la contraction musculaire, du myographe des muscles, modèle Verdin, et du cylindre enregistreur ordinaire.

Le myographe, qui est actionné par le gonflement musculaire, se compose d'un brassard que l'on peut fixer sur telle région que l'on veut d'un membre en expérience. Perpendiculairement au brassard est fixée une tige métallique le long de laquelle glisse une deuxième tige qu'on peut à volonté rapprocher ou écarter du membre. Le tambour explorateur est mobile sur cette deuxième tige, en sorte que, par la combinaison des deux mouvements de glissement, on peut placer le tambour dans des positions variables et exercer sur le muscle une pression convenable.

La membrane du tambour repoussée par un léger ressort intérieur fait saillie à la partie centrale et porte en ce point un petit bouton de cuivre auquel est soudé un fil conducteur qui communique avec l'un des pôles. Une plaque métallique souple, recouverte de peau de chamois, constitue le second pôle et est placée en un point déterminé du corps. Lorsqu'une excitation détermine la secousse du muscle sur lequel est appuyé le petit bouton du tambour explorateur, celui-ci transmet à un deuxième tambour à levier inscripteur le mouvement imprimé à la membrane du premier.

La technique opératoire décrite, j'indiquerai dans le chapitre suivant les résultats obtenus sur des muscles normaux.

CHAPITRE II

Résultats des expériences physiologiques

J'ai opéré d'abord sur des individus fortement musclés, âgés de 22 à 25 ans et de constitution vigoureuse.

Une plaque de $10^{cm}/10^{cm}$, en communication avec le pôle négatif de la bobine à chariot, était appliquée à la nuque ou dans la région lombaire, suivant que j'explorais les muscles du membre supérieur ou du membre inférieur.

Le pôle positif était d'abord mis en communication avec une électrode olivaire, au moyen de laquelle je déterminais exactement le point moteur du muscle ; le circuit était fermé et ouvert au moyen d'une clef de Morse. La position du point moteur exactement déterminée et marquée, j'y appliquais le bouton du tambour explorateur du myographe mis en communication avec le pôle positif de la bobine.

Il est important de régler convenablement la pression exercée par le myographe. On y arrive après quelques tâtonnements, et, ce résultat une fois atteint, il est facile d'exercer dans tous les cas la même pression en notant la déviation imprimée à l'aiguille du tambour récepteur par la pression exercée sur le tambour explorateur et réalisant dans chaque cas la même déviation.

Le membre sur lequel on opère doit être placé dans une position telle que les mouvements produits par la contraction musculaire puissent s'effectuer sans gêne et que le sujet ne se

fatigue pas. Si l'on ne prend pas ces précautions, le tracé repro-
duit tous les tremblements et tous les mouvements brusques
effectués par le patient.

J'ai, d'autre part, adopté, pour distance constante de la bobine
induite à l'inductrice, une distance telle que tous les muscles,
quel que soit leur degré d'excitabilité, pussent entrer en contraction. Après avoir réglé l'interrupteur de façon à avoir un
nombre faible d'excitations (10 à 12 par seconde), je pressais sur
la clef de Morse, et la courbe qui s'inscrivait sur le cylindre
enregistreur m'indiquait nettement si le muscle entrait en tétanos
complet ou si les secousses étaient encore isolées. Suivant le cas,
j'augmentais ou diminuais le nombre des interruptions et recom-
mençais l'expérience jusqu'au moment où le tracé m'indiquait
un tétanos parfait.

Recommençant 3 ou 4 fois l'expérience en laissant le muscle
se reposer, j'ai pu me convaincre de la concordance des résultats.

J'ai cherché ensuite ce qui se produisait en déplaçant le pôle
indifférent que j'appliquais sur le côté opposé au point excité du
membre en expérience, le brassard du myographe fixant lui-
même la plaque métallique souple, comme l'indique Marey. Les
résultats obtenus ainsi sont identiques à ceux qui correspondent
à la première position de l'électrode indifférente.

J'ai enregistré également la contraction résultant d'une excitation indirecte ; à cet effet le nerf était excité par une électrode
olivaire, tandis que le tambour, libéré de son fil conducteur,
restait en place ; dans tous les cas les résultats obtenus ont été
identiques aux précédents. Enfin j'ai voulu voir ce qui se produisait lorsque l'excitation faite directement portait sur un point
plus ou moins distant du point moteur. Le plus souvent, la
contraction se fait alors d'une façon irrégulière, par soubre-
sauts, avec des tremblements du muscle et du membre entier ;
quelquefois elle est régulière mais d'intensité plus faible, et le
nombre des interruptions tétanisantes parait alors faiblement

augmenté. Enfin le changement de pôle actif ne paraît pas influencer sensiblement le résultat.

Toutefois, malgré cette constance des résultats obtenus dans les diverses circonstances que je viens d'énumérer, j'ai cru bon d'adopter la disposition que j'indiquais au début de ce chapitre et d'opérer toujours dans des conditions identiques.

J'ai toujours expérimenté sur les muscles des membres, en choisissant de préférence les plus accessibles au tambour explorateur, afin de pouvoir indiquer avec certitude le moment où le tétanos était complet.

Après avoir opéré sur des hommes vigoureux, j'ai étudié les muscles analogues de femmes ou de sujets qui, par leur vie sédentaire, avaient une musculature moins développée. Les nombres, quoique légèrement plus faibles, s'écartent cependant peu de ceux obtenus dans les premières expériences (V. tableau page suiv.).

Comme on le voit, les limites entre lesquelles varient les nombres obtenus pour un même muscle sont assez restreintes; la considération d'une moyenne est donc justifiée.

Mais les nombres nécessaires pour déterminer le tétanos diffèrent dans des proportions notables d'un muscle à l'autre.

Les tracés de la planche I montrent avec quel degré d'exactitude les nombres du tableau précédent ont été obtenus; on voit que, à 14 interruptions par seconde, le tétanos est complet pour le fléchisseur superficiel des doigts, tandis qu'il est encore incomplet à 16 pour le biceps brachial, à 17 pour l'extenseur commun des doigts et à 18 pour le court abducteur du pouce; le tétanos n'est nettement parfait pour ce dernier muscle qu'à 20 excitations par seconde.

A quelles causes faut-il attribuer ces différences ? Sont-elles en rapport avec la forme du muscle, la longueur de ses fibres,

TABLEAU I.

Du nombre d'interruptions tétanisantes obtenu sur les muscles sains de différents sujets

NOMBRE DES INTERRUPTIONS PAR SECONDE														MOYENNE
MEMBRES SUPÉRIEURS														
Biceps	20	17	20	16	20	16	20	20	16	20	20	16	17	18	18,5
Triceps	15	15	18	16	16	15	17	16	17	15	18	16	18	17	16
Grand palmaire	20	18	20	16	17	17	16	18	18	18	16	17	16	16	17
Fléchisseur superficiel	14	16	13	15	14	16	12	13	13	12	14	16	14	16	14
Long supinateur	13	15	16	13	14	15	16	14	16	14	13	15	16	16	15,5
Cubital antérieur	13	16	14	16	15	13	13	14	14	13	16	13	15	16	14,5
Extenseur commun	20	20	18	17	13	20	19	18	18	20	19	20	18	19	19
Long extenseur du pouce	18	20	17	20	19	18	20	18	20	19	20	17	19	20	19
Court abducteur du pouce	22	20	19	20	21	19	20	19	20	22	21	19	21	20	20
MEMBRES INFÉRIEURS														
Droit antérieur	18	16	20	19	19	18	20	19	16	18	19	20	19	20	18
Jumeau interne	17	18	16	16	15	16	17	16	17	16	18	18	16	17	17
Jambier antérieur	16	15	14	16	14	14	15	14	16	14	14	16	15	14	14
Extenseur comm. des orteils	18	20	17	20	19	18	20	19	18	18	20	19	20	18	18

l'épaisseur de sa masse ; sont-elles liées à leurs destinations fonctionnelles ?

On sait que, chez les animaux, les muscles dont le rôle est d'accomplir des mouvements lents, se contractent plus lentement et par suite ne se tétanisent qu'avec un plus petit nombre d'excitations par seconde ; le contraire existe pour les muscles dont la fonction est d'effectuer des mouvements rapides. L'exemple le plus frappant de ce fait réside dans la comparaison entre les tracés obtenus par Marey sur les muscles de la pince et ceux de la queue de l'écrevisse avec un même nombre d'excitations. Par suite de la brièveté des secousses du muscle caudal, destiné à produire des mouvements rapides, il n'y a pas tétanos complet, alors que la constriction de la pince, qui est lente mais soutenue, a pris, au contraire, la forme d'un tétanos parfait.

Chez l'homme, les différences sont moins frappantes, aussi est-il plus difficile d'expliquer les variations observées. On peut dire toutefois qu'il semble exister un rapport assez étroit entre les nombres d'excitations tétanisantes et ceux qui expriment l'excitabilité faradique des divers muscles.

Lewandowski donne, en effet, dans son traité d'*Electrodiagnostic et d'Electrothérapie* les chiffres, obtenus par Sintzing, qui représentent la distance maxima de la bobine induite à la bobine inductrice pour laquelle chaque muscle se contracte encore. Or on voit nettement, en comparant l'excitabilité de chacun des muscles au nombre d'excitations tétanisantes, que les muscles les moins excitables sont aussi ceux qui exigent le plus d'excitations pour entrer en tétanos parfait.

Je crois utile de signaler, en terminant ce chapitre, deux causes importantes capables de faire varier, à l'état physiologique, le rythme des excitations tétanisantes du muscle. Ce sont la *fatigue musculaire* et *les variations dans l'intensité de l'excitant*

La fatigue musculaire, dont l'effet est d'allonger la secousse, rend le tétanos possible avec un rythme moins fréquent que si le muscle est pris après un long repos ; ainsi, dans quelques-uns des tracés myographiques que je reproduis on voit les secousses, d'abord isolées, qui peu à peu se fusionnent.

D'autre part, en augmentant l'*intensité de l'excitation* on accroît non seulement la hauteur de la secousse, mais aussi, dans de faibles proportions, sa durée. Par conséquent, les secousses se fusionneront plus facilement si l'intensité de l'excitant est plus forte.

Il sera donc important de se placer dans des conditions identiques lorsqu'on voudra faire une mesure et de laisser le muscle se reposer entre deux explorations successives.

Cette dernière considération montre aussi qu'un autre élément, l'excitabilité musculaire, vient se surajouter à la durée de la contraction pour faire varier le nombre des interruptions tétanisantes.

J'en tiendrai compte au cours des expériences sur les muscles pathologiques.

CHAPITRE III.

Rythme des excitations capable de produire le tétanos musculaire dans plusieurs états pathologiques

J'ai choisi, parmi les malades en traitement dans le Service Électro-thérapique de l'Hôpital Suburbain, quelques cas particulièrement intéressants pour les recherches que j'avais entreprises.

Première Observation.

(Résumé).

Atrophie musculaire progressive.

Louis S..., cultivateur, âgé de 35 ans, entre le 4 août 1895, dans le service de M. le professeur Grasset, suppléé par M. le professeur agrégé Rauzier.

Il occupe encore aujourd'hui le lit n° 27 de la salle Fouquet.

Aucun antécédent héréditaire ou personnel à signaler.

La maladie a débuté, en janvier 1894, par de la faiblesse dans les mouvements de l'épaule droite, puis de l'avant-bras et de la main du même côté. A cette faiblesse succèdent une impotence fonctionnelle presque complète et une atrophie extrême ; trois mois après, le bras gauche et les membres inférieurs sont envahis à leur tour.

Lorsqu'il est conduit au Service d'Électrothérapie pour un examen électrique complet, son état est le suivant :

Le malade est grand et très amaigri, surtout dans la moitié supérieure du corps ; ce qui frappe à première vue, c'est l'atrophie excessive des membres supérieurs.

Les muscles de la face sont respectés.

Rien à signaler du côté des yeux.

Aucun trouble des sphincters.

Intégrité absolue des appareils respiratoire, circulatoire et digestif.

Troubles fonctionnels.

1° Motilité. — a). *Membres supérieurs.* — On constate un tremblement spontané des doigts à secousses arythmiques très rapprochées par moment, d'autres fois séparées par de longs intervalles de repos.

Main tombante, les deux derniers doigts sont les plus atteints.

Impossibilité d'opposer le pouce aux autres doigts et d'effectuer les mouvements d'adduction des doigts, qui sont en abduction au repos.

Les mouvements de flexion et d'extension de l'avant-bras sur le bras sont très atténués des deux côtés, un peu plus faciles cependant à gauche.

Les mouvements des bras sur le tronc sont aussi difficiles.

b). *Membres inférieurs.* — Force musculaire diminuée, les pieds divergent en abduction ; pas de pied tombant.

c). *Face.* — La motilité de la face est intacte.

2° Réflexes. — Les réflexes sont très diminués aux membres nférieurs, ne sont pas exagérés aux membres supérieurs.

3° Sensibilité. — Sensibilité normale sous ses diverses formes.

4° ATROPHIE. — La saillie de l'éminence thénar a disparu, celle de l'éminence hypothénar est très diminuée, — Atrophie extrême des muscles de l'avant-bras, des extenseurs surtout. Méplat des épaules. L'atrophie est moins marquée aux membres inférieurs.

EXAMEN ÉLECTRIQUE.

Un premier examen électrique a été fait, à l'arrivée du malade, par M. le professeur Imbert et par moi. Cet examen a été repris le 15 novembre 1895, puis le 28 février 1896. Les différences entre les résultats de ces examens successifs sont trop peu sensibles pour que je les donne tous en détail ; qu'il me suffise d'indiquer les résultats de la dernière exploration électrique, faite en même temps que la recherche du nombre des excitations tétanisantes.

Excitabilité faradique. — L'excitabililé faradique est complètement abolie pour les muscles des éminences thénar et hypothénar des deux côtés.

Elle est diminuée d'une façon générale pour tous les muscles et tous les nerfs.

Excitabilité galvanique. — Le tableau suivant donne, en même temps que les résultats de l'exploration par les courants galvaniques, le nombre d'interruptions tétanisantes obtenu avec le courant induit et à côté les nombres normaux.

Pour éviter la répétition des formules K F S, A F S, je place en avant des chiffres qui indiquent l'excitabilité en milli-ampères les signes — et + pour désigner les pôles. Il suffit de savoir qu'il s'agit dans tous les cas d'une secousse à la fermeture.

TABLEAU II.

MUSCLES ET NERFS.	EXCITABILITÉ GALVANIQUE.			NOMBRE DES Interruptions tétanisantes.		
	INTENSITÉ EN MILLIAMP.		OBSERVATIONS.			
	Gauche	Droite		Gauche.	Droite.	Normal.
MEMBRES SUPÉRIEURS. — *Muscles.*						
Biceps...............	—15 +20	—12 + 9	Inversion à droite.	12	9-10	18
Triceps...............	—12 +14	—10 +12		12	14	16
Fléchisseur superficiel...	— 8 + 9	— 6 + 8	Contraction lente.	12	12	14
Grand palmaire.........	—10 +10	— 9 +11		14	16	17
Long supinateur........	—10 +12	— 8 +10		12	15	15,5
Cubital antérieur........	—12 +12	—10 +12		14	15	14,5
Extenseur commun.....	—7,5 + 9	— 8 + 12		12	14	19
Court abduct. du pouce..	— ? + ?	— 8 +12				
Court fléchis. petit doigt.	— ? + ?	— ? + ?	Perte complète d'excitabilité.			
Nerfs.						
Musculo-cutané.........	—14	—16				
Médian...............	—15	—16				
Cubital...............	—16	—18				
Radial................	—14	—15				
MEMBRES INFÉRIEURS. — *Muscles.*						
Droit antérieur........	—20 +12	—13 +16	Inversion à gauche. La concentration ne	12-14	18	18
Jambier antérieur....·..	—10 + 6	—11 +10	paraît pas lente.	8-9	10-11	14
Jumeau interne........	— 8 +10	— 9 +10	Inver. des deux côt. — La const. paraît lente à gau. seulmt.	16	16	17
Nerfs.						
Crural................	—11	—12				
Grand sciatique........	—14	—16				
Poplité interne........	—11	—11				
Poplité externe........	— 6	— 6				

Remarques. — En résumé, il y a perte complète d'excitabilité pour les muscles des éminences thénar et hypothénar, réaction nette de dégénérescence sur le biceps droit, sur le droit antérieur de la cuisse à gauche et enfin sur les jambiers droit et gauche ; mais ce n'est là que la réaction partielle, l'excitabilité faradique n'étant pas complètement abolie.

Le nombre d'interruptions tétanisantes est diminué d'une façon générale ; ce nombre n'a conservé sa valeur à peu près normale que pour le long supinateur droit, le cubital antérieur des deux côtés ; le droit antérieur du côté droit et les jumeaux internes.

La diminution est très sensible pour le biceps, mais surtout pour le droit, qui entre en tétanos complet pour 9 à 10 excitations par seconde alors que le même muscle exige de 18 à 20 excitations à l'état normal.

La courbe I de la Pl. II, qui représente les myogrammes obtenus pour 6, 8 et 10 excitations à la seconde, montre bien qu'à 10 interruptions le tétanos est parfait.

Il est intéressant, à d'autres points de vue, de rapprocher ce tracé de la courbe obtenue avec le biceps normal (Pl. I, fig. 2).

Les lignes d'ascension et de descente dans la secousse tétanique sont nettement différentes.

Pour le muscle physiologique, leur netteté est parfaite et leur direction presque verticale, ici les lignes sont sinueuses, leur inclinaison, très prononcée, indique bien la lenteur de la contraction et de la décontraction du muscle malade.

Le trait qui sépare deux contractions tétaniques successives est sinueux lui aussi, ce qui indique un état vibratoire permanent du muscle. Enfin il suffit de comparer, dans les deux courbes physiologique et pathologique, la hauteur du plateau au-dessus de la position d'équilibre pour se faire une idée de la différence d'excitabilité, puisque, dans les deux cas, l'intensité du courant induit est la même.

Donc pour le biceps droit la lenteur de contraction n'est pas douteuse, et cependant elle n'avait pas été notée au cours des examens électriques faits à plusieurs reprises, bien que j'aie cherché à l'apprécier, l'inversion dans l'excitabilité par les pôles positif et négatif appelant forcément l'attention sur elle.

Pour le fléchisseur superficiel, où l'on n'avait pas les mêmes raisons de la trouver, la lenteur est indiquée dès le premier examen, et sa constatation coïncide d'ailleurs avec une diminution dans le nombre des excitations tétanisantes, puisque le muscle entre en tétanos à 12 excitations au lieu de 14; mais la différence est bien moindre que pour le biceps, et il n'aurait pas paru étonnant de ne pouvoir la caractériser dans ce cas là par la simple inspection.

Pour le droit antérieur de la cuisse du côté gauche, tout se passe comme pour le biceps droit ; je trouve en observation sur mes notes, *inversion à gauche — la contraction ne paraît pas lente,* ce fait avait frappé M. le professeur Imbert, qui me l'avait fait inscrire. Or, ici encore, il y a diminution dans le nombre des interruptions tétanisantes, puisque le muscle entre en tétanos complet pour 12 à 14 excitations par seconde au lieu de 18, qui est le nombre trouvé à droite et qui correspond à la moyenne physiologique. Enfin, pour les jambiers, qui présentent l'inversion des deux côtés, la contraction ne paraît lente qu'à gauche, et cependant la diminution du nombre d'excitations tétanisantes est très sensible des deux côtés. Elle est, il est vrai, plus forte à gauche (8 à 9) qu'à droite (10 à 11), ce qui suffit à expliquer qu'elle n'ait été notée que pour le jambier gauche.

Sans discuter ici le diagnostic du cas dont je viens de résumer l'observation, je me contente d'indiquer qu'on ne se trouve pas en présence du schéma type d'Aran-Duchenne ; le début par le deltoïde et les muscles du bras ne répond pas à l'ordre ordinaire de l'invasion, et on aurait pu se croire en présence d'une myopathie pure. Mais l'absence du caractère familial et la présence de la réaction de dégénérescence ont permis d'éliminer la classe

des myopathies et ont aidé à poser le diagnostic d'*atrophie musculaire progressive types capulo-huméral de Vulpian*.

Observation II.

(Résumée)

Poliomyélite antérieure aiguë.

La nommée Louise R..., âgée de 28 ans, est entrée à l'hôpital
Saint-Eloi Suburbain le 14 janvier 1896, elle occupe encore
aujourd'hui, dans le service de M. le professeur Carrieu, le lit
n° 25 de la salle Bichat.

Histoire de la maladie. — Sans antécédents héréditaires ou
personnels, elle est tombée malade vers le milieu de septembre
1895, à la suite d'une fatigue exagérée. Courbaturée pendant
deux jours, elle s'aperçoit le troisième que ses membres supérieurs sont paralysés, le membre gauche était moins atteint que
le droit.

Deux ou trois jours après, la malade éprouve une sensation de
froid dans les membres inférieurs et ne peut plus les remuer.

En même temps que l'invasion de la paralysie, il y a de l'inap-
pétence, de la constipation, de la rétention d'urine, de la rai-
deur du cou et des troubles de la vue à droite.

L'état général est meilleur au bout de quinze jours, mais les
membres diminuent rapidement de volume.

Quelques jours après son entrée à l'hôpital, le 20 janvier, elle
est envoyée dans le Service d'Electrothérapie de l'hôpital Suburbain par M. le professeur Carrieu, qui demande à M. le professeur
Imbert un examen électrique complet.

Etat au moment de l'examen. — La malade est allongée sur
un brancard dans un décubitus dorsal tout à fait passif, elle ne
peut ni se retourner ni s'asseoir.

L'atrophie des muscles du bras, de l'avant-bras et des éminences thénar et hypothénar est très marquée des deux côtés, mais plus prononcée à droite. Des deux côtés, le bras est appliqué contre le tronc, l'avant-bras fléchi sur le bras, le poignet pendant. La motilité presque, complètement abolie à droite, est moins atteinte à gauche. Les mouvements de l'avant-bras sur le bras sont seuls possibles.

Aux membres inférieurs les muscles sont flasques, le pied et la jambe sont en extension, le pied en varus-équin. La motilité est abolie, seuls les orteils du pied droit peuvent exécuter quelques mouvements à peine perceptibles. Les réflexes sont abolis. La sensibilité est intacte.

EXAMEN ÉLECTRIQUE.

Excitabilité faradique.

a). *Membres supérieurs.* — *A droite.* Tous les nerfs sont excitables sauf le radial. La contractilité des muscles est fortement diminuée. Ceux de l'éminence thénar sont inexcitables.

A gauche. Excitabilité normale des nerfs. Parmi les muscles, la contractilité du deltoïde et des extenseurs est fortement diminuée.

b). *Membres inférieurs.* — *A droite.* Cuisse : Le nerf obturateur est légèrement excitable, tous les autres ont perdu leur excitabilité. La contractilité des muscles est très diminuée.

Jambe : La contractilité des muscles et des nerfs est abolie.

A gauche. Cuisse : Le nerf obturateur est plus excitable qu'à droite. Tous les autres nerfs, de même que les muscles ne sont point excitables.

Jambe : Nerf tibial postérieur, excitabilité légère. Quant aux muscles, les fléchisseurs seuls sont légèrement contractiles.

TABLEAU III

EXCITABILITÉ GALVANIQUE				NOMBRE DES Interruptions tétanisantes		
MUSCLES ET NERFS	INTENSITÉS EN MILLI-AMPÈRES		OBSERVATIONS	Gauche	Droite	Normal
	Gauche	Droite				
MEMBRE SUPÉRIEUR. — *Muscles*						
Deltoïde............	—11 +15	—12 +11	Inversion à droite.. Contract. lente à dr.	?	?	
Biceps........	—6,7 + 6	—17 +10	Invers. des deux côt. Contrac. lente à dr.	12	12	18
Triceps.............	—12 +14	—17 +18		14	10	16
Fléchisseur superficiel..	— 5 +12	—5,5 + 7		14	14	14
Long supinateur.......	— 8 +10	—10 +12		14	12	15,5
Cubital antérieur......	— 8 + 7	— 9 + 7		15	13	14,5
Extenseur commun....	— 7 + 7	— 6 + 6	Lenteur à gauche.	12	11	19
Court abducteur pouce.	— 4 + 4	— 5 + 3	Inversion à droite. Cont. lente aux cour.gal.	13	?	20
Court fléchis. petit doigt	— 4 + 4	— 4 + 4		16	14	
Nerfs						
Musulo-cutané........	— 6	— 7				
Médian...............	— 8	— 8				
Cubital..............	— 7	— 9				
Radial..............	— 8	?	Inexcitable à droite			
MEMBRE INFÉRIEUR.						
Cuisse...... { *Muscles et Nerfs.*	?	?	Inexcitables.			
Jambe.— Muscles.....						
Fléchiss. commun orteils	— 14 + 10	—13 +10	Invers. des deux côt Contraction lente.	?	?	
Long péronier latéral...	— 17 + 11	—20 +17	Inversion.	?	?	
Jumeaux............	?	?	Inexcitables.			
Nerfs........	?	?	Inexcitables.			

Excitabilité galvanique.

J'indique dans un même tableau les résultats de l'exploration galvanique et le nombre des excitations tétanisantes, comme pour l'observation précédente.

REMARQUES. — Quelques muscles présentent ici la réaction complète de dégénérescence. Le court abducteur du pouce à droite, les deux fléchisseurs communs des orteils, les longs péroniers latéraux. Il n'est pas possible d'étudier sur ces muscles-là le nombre des interruptions tétanisantes par la méthode que j'ai adoptée, puisqu'ils sont inexcitables par les courants faradiques. Mais le biceps, bien que présentant l'inversion, est encore excitable par les courants faradiques, la contraction lente n'a été notée qu'à droite ; cependant, le nombre d'interruptions tétanisantes est de 12 pour chacun des deux muscles au lieu de 18 comme à l'état normal.

L'extenseur commun n'offre pas le caractère de l'inversion, mais donne l'exemple d'un fait que M. le professeur Imbert et moi avons souvent observé au cours des examens électriques ; c'est l'égalité d'excitabilité par les deux pôles. Cette réaction isolée n'a pas une grande signification, mais, si elle est associée à la lenteur de la contraction, elle indique à peu près sûrement un état assez avancé de dégénérescence du nerf ou du muscle. Il est donc essentiel dans ce cas-là d'étudier avec soin la lenteur. Nous n'avions pu la noter que pour l'extenseur commun gauche, et cependant il y a des deux côtés diminution dans le nombre des excitations tétanisantes puisque le tétanos obtenu à gauche pour 12 excitations par seconde l'est à droite pour 11, la moyenne étant de 19.

La courbe II de la Pl. II montre qu'à 11 interruptions le tétanos est parfait. Comparée à la courbe V de la Pl. I, elle indique combien la fonction du muscle laisse à désirer. Sans insister de nouveau sur la ligne d'ascension et la ligne de descente, pas plus que sur la diminution de grandeur des ordonnées de la courbe qui présentent des caractères analogues à ceux du myogramme de l'atrophique de l'observation précédente, je ferai seulement remarquer la forme arrondie des oscillations obtenues pour un nombre faible d'interruptions (7 ou 9), forme si différente des oscillations angulaires de la courbe normale et montrant la lenteur dans les secousses élémentaires du myogramme.

Observation III.

(Résumée.)

Paralysie saturnine des extenseurs.

Le nommé Simon D..., âgé de 54 ans, exerçant la profession de peintre, est entré à l'Hôpital Suburbain, le 15 février 1895, dans le service de M. le professeur Grasset, suppléé par M. le professeur Ducamp.

Ce malade, exerçant son métier de peintre depuis 30 ans, n'a eu que très rarement des accidents du côté du tube digestif; c'est à peine s'il signale quelques coliques de plomb ; mais il a été atteint de paralysie des extenseurs il y a trois ans. Traité à cette époque par les courants faradiques il était sorti guéri de l'hôpital; mais il a continué à exercer sa profession et voici dans quel état on le trouve le 18 février 1895 :

Le poignet tombe à angle droit sur l'avant-bras, les doigts sont fléchis, l'extension volontaire des doigts et du poignet, impossible à droite, se fait faiblement à gauche. Les mouvements de supination sont conservés. L'amaigrissement des avant-bras est très marqué, on trouve un sillon entre le cubitus et le radius. Les éminences thénar et hypothénar sont aplaties. Le malade, traité par les courants continus descendants de 10 milliamp. et par la faradisation localisée des extenseurs, était sorti en avril très amélioré.

Il rentre de nouveau à l'hôpital le 15 mars 1896, surtout à cause de son état général, car il est atteint de tuberculose pulmonaire. Comme il n'a pas cessé d'exercer son métier de peintre, ses mains sont de nouveau tombantes et l'état est à peu près le même qu'en février 1895. L'examen électrique fait à cette époque est repris et en voici les résultats :

EXAMEN ÉLECTRIQUE

Excitabilité faradique.

Muscles. — L'excitabilité faradique est conservée normale pour les muscles des bras.

Elle est diminuée pour les extenseurs et les radiaux, surtout du côté droit. Légèrement affaiblie pour les fléchisseurs, plus sensiblement pour les muscles des éminences thénar et hypothénar et les interosseux.

Nerfs. — L'excitabilité du musculo-cutané est normale.

Le radial est très faiblement excitable.

L'excitabilité du médian et du cubital est faiblement diminuée.

Excitabilité galvanique.

(Voir le tableau IV).

TABLEAU IV.

MUSCLES ET NERFS	INTENSITÉ EN MILLIAMPÈRES		OBSERVATIONS	NOMBRE DES Interruptions tétanisantes		
	Gauche	Droite		Gauche	Droite	Normal
Muscles						
Extenseur commun.	— 7 + 3	— 6 + 4	Inversion....... Contraction lente.	14	12	19
Extenseur prop. ind.	— 5 + 5	— 7 + 4	Inversion à droite Lenteur des 2 côt.	13	12	18
Long extens. pouce.	— 6 + 7	— 5 + 7	Lenteur........	12	10	19
Court abduct. pouce.	— 6 + 8	— 7 + 8	Lenteur........	14	15	20
Fléchisseur superf..	— 8 + 9	— 6 + 8		13	13	14
Long supinateur ...	— 6 + 7	— 5 + 6,5		15	15	15,5
Nerfs.						
Musculo-cutané....	— 5	6				
Médian.............	— 5	5				
Cubital....:......	— 6	7				
Radial..........	— 7	9				

Remarques. — L'inspection seule du tableau précédent suffit à montrer que les faits observés chez ce saturnin sont de même nature que ceux des deux premières observations.

La courbe III de la planche II le complète d'ailleurs utilement.

Mais je ne puis m'empêcher de faire ici, dans un ordre d'idées un peu différent, une remarque qui n'est peut-être pas sans importance.

Dans la paralysie saturnine, lorsqu'elle attaque les avant-bras, et c'est le cas le plus fréquent, le long supinateur est en général indemne ; le plus souvent, l'extenseur commun et le long extenseur du pouce sont les premiers atteints. Or, le long supinateur n'exige pour rentrer en tétanos que 15 excitations par seconde environ, tandis que les extenseurs ne donnent un tétanos parfait qu'à 19 interruptions. N'y aurait-il pas là un fait permettant d'expliquer pourquoi certains muscles conservent une espèce d'immunité, pourquoi d'autres, moins privilégiés, sont toujours et les premiers atteints dans un ordre à peu près constant ?

Ce fait n'est pas isolé ; ainsi dans la paralysie par névrite alcoolique, le jambier antérieur est en général épargné, tandis que l'extenseur commun est des premiers pris. Or le jambier antérieur entre en tétanos parfait pour 14 interruptions par seconde, l'extenseur commun des orteils, pour 18 environ.

Je ne puis donner comme exemple l'atrophie musculaire progressive, puisque dans l'observation que j'ai rapportée, l'ordre dans lequel les muscles sont pris, s'écarte de la normale.

Qu'il me suffise donc de signaler ces deux faits sans insister davantage, n'ayant pas recueilli le nombre de matériaux nécessaire pour pousser plus loin ces recherches.

Observation IV.

(Résumée).

Atrophie musculaire ab-articulaire.

Louise D...., âgée de 28 ans, célibataire, demeurant à Montpellier, entre le 15 mai 1895 dans le service de M. le professeur Tédenat.

Rien à relever du côté des antécédents. L'état général est bon. Trois semaines avant son entrée à l'hôpital, la malade a fait une chute sur le genou gauche, s'est relevée et a marché facilement. Mais quelques heures après, le genou s'est tuméfié, la peau a rougi, la douleur était alors vive et les mouvements de flexion très difficiles.

Cet état a persisté jusqu'au jour où la malade s'est décidée à entrer à l'hôpital.

Le 25 mai, elle est envoyée dans le Service d'Electrothérapie.

L'examen permet alors de constater que le genou est légèrement tuméfié, mais qu'il n'y a pas d'épanchement appréciable. La douleur est d'ailleurs légère.

Ce qui attire particulièrement l'attention, c'est une atrophie très marquée du triceps.

L'examen électrique donne les résultats suivants :

EXAMEN ÉLECTRIQUE.

L'examen électrique ne donne pour aucun muscle les caractères de la réaction de dégénérescence, ce qui me dispense d'indiquer les nombres qui expriment l'excitabilité par les deux pôles. Qu'il me suffise de dire que l'excitabilité faradique et l'excitabilité galvanique sont légèrement diminuées pour le quadriceps et pour le nerf crural; que la contraction du droit antérieur paraît lente.

Le nombre des interruptions tétanisantes est de 15 pour le

4

droit antérieur du membre inférieur gauche, de 18 pour le droit.
Il y a donc en réalité diminution à gauche.

Pour les autres muscles, les chiffres sont normaux.

REMARQUES.— La lenteur de contraction, lorsqu'elle est isolée
comme dans ce cas, ne permet de rien préjuger sur l'état du
muscle, quant à sa structure anatomique. Tout ce qu'on peut
affirmer, c'est que sa fonction est troublée.

Dans tous les cas que j'ai étudiés jusqu'ici, la durée de la
secousse musculaire était allongée. Je vais donner deux exemples qui montreront que, même avec une impotence fonctionnelle absolue, la contraction musculaire peut être égale à celle
du muscle normal ou même plus rapide encore.

Observation V.

(Résumée).

Hémiplégie hystérique droite.

Gabrielle G..., âgée de 18 ans, bonne d'enfants, est entrée le
4 novembre 1895 dans le service de M. le professeur Grasset, où
elle occupe le lit n° 3 de la salle Bichat.

Elle présentait, à son entrée, de la faiblesse et une toux sèche.
Elle fut alors considérée comme une anémique et soupçonnée
de bacillose au début, sans symptômes nets cependant.

Aucun antécédent névrosique personnel ou héréditaire.

Au mois de janvier, à la suite d'une indisposition, elle pré-
senta la première crise hystériforme. Le lendemain, anesthésie
complète de la moitié droite du corps, de la tête jusqu'à la cein-
ture. Zones hystérogènes ovariennes et mammaires. — Réflexes
pharyngien et palpébral abolis.

Les règles, supprimées depuis octobre, réapparaissent après
cette première crise, le 20 janvier 1896.

Le bras droit est resté engourdi et faible, la vue a diminué de l'œil droit.

Depuis, les crises se sont multipliées, de durée variable, d'un quart d'heure à 1 h. 1/2.

Le 4 mars, dans la nuit, crise avec automatisme.

5. Nouvelle crise avec catalepsie.

Le lendemain à la visite, elle présente un état cataleptique partiel du bras, surtout après friction. Les jours suivants, le bras est raide, l'avant-bras, fléchi à angle droit sur le bras, est appliqué au tronc. Les mouvements volontaires sont complètement abolis.

7. La jambe du même côté est contracturée en extension complète. L'application de l'aimant n'a produit aucun effet.

8. La malade est conduite au Service d'Electricité.

Les deux membres sont toujours contracturés, l'avant-bras à angle droit sur le bras, la jambe en extension complète sur la cuisse.

La sensibilité farado-cutanée est complètement abolie dans les deux membres droits ; de fortes étincelles, appliquées sur ces membres, ne sont nullement perçues par la malade.

9. Par l'emploi farado-cutané du pinceau sur une partie très limitée de la peau à l'extrémité supérieure et sur la face externe de l'avant-bras, suivant la méthode de Vulpian, j'obtiens une diminution très notable de l'anesthésie.

11. Après un nouveau traitement identique, l'anesthésie disparaît complètement dans le membre supérieur ; je m'assure, par l'exploration du membre symétrique, qu'il n'y a pas eu transfert.

13. La contracture persiste dans les deux membres droits, la sensibilité est restée normale dans le membre supérieur, encore affaiblie dans l'inférieur.

Cet état persiste jusqu'au 27 mars. La contracture diminue dans le bras par l'emploi du pinceau faradique appliqué comme pour l'anesthésie.

28. La contracture a disparu complètement dans le membre supérieur, mais la mobilité est toujours abolie. La contracture persiste dans le membre inférieur.

15 avril. L'état est le même, et j'examine la contractilité électrique.

EXAMEN ÉLECTRIQUE.

L'examen électrique montre que les réactions sont normales, les contractions musculaires vives.

Le tableau suivant donne le nombre des interruptions tétanisantes pour quelques muscles :

	Gauche.	Droit.	
Biceps.................	18	20	inter. par seconde
Triceps....................	16	16	—
Fléchisseur superficiel.....	14	16	—
Extenseur commun........	18	19	—
Droit antérieur de la cuisse..	17	17	—
Jambier antérieur..........	13	14	—

REMARQUES. — Il suffit de comparer les nombres obtenus sur les muscles symétriques des deux côtés, pour voir que, du côté paralysé, il y a plutôt exagération du nombre d'interruptions tétanisantes. Ainsi le biceps du côté malade exige 20 interruptions pour entrer en tétanos parfait, et à 18, les secousses élémentaires sont encore nettement visibles (Voir fig. IV, Pl. II), tandis que la fusion est complète du côté gauche.

Observation VI.

(Résumée).

Hémiplégie gauche complète avec contracture.

Edouard P..., âgé de 25 ans, manœuvre, est entré à l'Hôpital Suburbain, le 24 novembre 1895, dans le service de M. le professeur Grasset, salle Fouquet, nº 32.

Rien à signaler comme antécédents héréditaires,

Comme antécédents personnels, il faut mentionner des trajets fistuleux de l'extrémité supérieure de l'humérus et au niveau de l'articulation tibio-tarsienne qui ne sont pas encore cicatrisés et peuvent être attribués à une tuberculose osseuse.

En octobre 1894, après l'évolution d'une fièvre typhoïde probable, la céphalée qui avait disparu revient peu à peu, le malade se plaint de vertiges, de douleurs dans les membres du côté gauche, enfin il se réveille un matin entièrement paralysé de ce côté. Au début, l'hémiplégie était complète, les muscles de la face étaient pris. La sensibilité était très diminuée ainsi que la vue et l'ouïe du côté gauche. Embarras de la parole pendant une semaine.

Peu à peu, ces symptômes se sont amendés. La malade a commencé à remuer la jambe gauche, la sensibilité est redevenue à peu près normale. Le bras seul est resté très atteint.

En novembre, à son arrivée dans le service d'électricité :

Le membre supérieur gauche est en contracture suivant le type de flexion, la main, est fléchie sur l'avant-bras, les doigts serrés sur la paume de la main dont on les écarte difficilement, l'avant-bras, en pronation, est fléchi à angle droit sur le bras, appliqué lui-même contre le tronc.

Les mouvements sont presque nuls.

Le membre inférieur gauche, moins contracturé que le membre supérieur.

Le malade peut le mouvoir dans son lit.

Dans la marche, le pied est tombant.

La face est paralysée, l'orbiculaire des paupières n'est pas atteint.

Sensibilité. — A peu près normale.

Réflexes. — Exagérés d'une façon générale. — Trépidations épileptoïdes.

Sans insister sur les autres symptômes, disons seulement qu'après discussion le diagnostic posé a été celui d'hémiplégie gauche complète, consécutive à un ramollissement par thrombose.

Ce qu'il importe de retenir dans le cas particulier où je me place, c'est qu'on se trouve en présence d'une hémiplégie par lésion cérébrale avec *contracture tardive*.

EXAMEN ÉLECTRIQUE.

Ici encore, l'examen électrique ne révèle rien, si ce n'est un peu d'exagération d'excitabilité faradique et galvanique et des contractions brusques.

Voici le nombre d'interruptions tétanisantes pour quelques muscles :

	Droite.	Gauche.
Biceps......................	17	20 inter. par seconde
Triceps....................	15-16	16 —
Fléchisseur superficiel.......	14	17 —
Extenseur commun.........	18	19 —
Droit antérieur de la cuisse..	17	19-20 —
Jambier antérieur	17	18 —
Jumeau interne.............	15	15 —

REMARQUES. — On constate ici une exagération nette du côté malade. De plus l'inspection de la courbe V (Pl. ii), qui montre la fusion complète à 20 interruptions, indique aussi par ses caractères la brusquerie de la contraction ; la ligne d'ascension et la ligne de descente font chacune, à peu de chose près, un angle droit avec le plateau. Il suffit de comparer les 3 courbes : II de la planche I, I et V de la planche II, pour avoir la représentation des deux formes extrêmes de la contraction musculaire et de la forme intermédiaire qui caractérise le muscle physiologique.

En somme, les muscles des malades dont je viens de résumer l'observation, fournissent deux groupes de faits nettement opposés. On note d'une part, dans les 4 premières observations, des exemples bien nets de contractions lentes qui, constatées par la simple inspection, coïncident toujours avec une diminution du nombre d'interruptions tétanisantes ; on trouve, d'autre part, dans les 2 dernières observations, des exemples bien caractérisés aussi, de contractions plus rapides qu'à l'état normal, qui correspondent toujours à une augmentation du nombre des excitations tétanisantes.

Entre ces deux groupes bien caractéristiques, existe une série de faits intermédiaires, quelquefois plus difficiles à interpréter.

Tantôt la lenteur n'est constatée à l'inspection que pour les muscles d'un seul côté du corps, alors que la diminution du nombre des excitations tétanisantes existe partout ; le plus souvent alors, la diminution est plus notable d'un côté, et c'est pour celui-là seul que la lenteur est constatée à la vue. Tantôt, alors que la diminution du nombre des excitations tétanisantes est faible, la lenteur de contraction est nettement visible pour certains muscles, tandis que pour d'autres, avec une différence plus accentuée, la lenteur ne peut s'apercevoir. Ce fait n'a rien d'étonnant, car la forme du muscle, l'épaisseur des téguments qui le recouvrent, la nature des mouvements qu'il est appelé à produire, sont autant de conditions qui rendent la forme de la contraction plus ou moins facilement visible.

Je pense que la recherche du nombre des excitations tétanisantes peut être très utile dans les cas de ce genre.

Un fait qui paraît plus étonnant est celui que j'ai relaté dans l'observation II, à propos des biceps qui présentent tous deux une diminution notable du nombre des interruptions tétanisantes (12 au lieu de 18), et pour lesquels la lenteur de contraction n'est notée qu'à droite. Pour expliquer ce fait il faut faire intervenir, en plus de la durée de contraction, un autre élément, l'excitabilité, qui est plus faible à droite qu'à gauche.

Ce cas particulier mis à part, il semble que les variations du nombre des interruptions tétanisantes sont toujours en rapport avec les variations subies par la durée de la contraction, l'augmentation de ce nombre coïncidant avec une contraction vive, la diminution avec une contraction plus lente qu'à l'état physiologique.

Je me crois donc autorisé à établir les quelques conclusions qui paraissent découler de l'ensemble de cette étude:

CONCLUSIONS

1" Le nombre d'excitations électriques capable de faire entrer un muscle en tétanos complet peut être facilement mesuré à l'aide d'un appareil d'induction ordinaire, préalablement gradué.

2° A l'état physiologique, toutes choses égales d'ailleurs, les différents muscles de l'économie entrent en tétanos parfait pour des nombres d'excitations à peu près fixes pour chacun d'eux, mais variables de l'un à l'autre.

3° Par la comparaison du nombre d'excitations tétanisantes d'un muscle sain et d'un muscle malade, on peut se faire une idée assez exacte de la durée de contraction du muscle pathologique et voir si cette durée diffère de la normale par excès ou par défaut.

4° Il est possible, en opérant ainsi, de comparer la durée de contraction de deux muscles malades à des degrés différents.

5° La comparaison des nombres obtenus à des époques différentes pourra renseigner sur l'invasion d'une lésion ou les progrès d'une régénération.

Application thérapeutique

Toute étude physiologique doit conduire à des considérations pratiques. Je viens de mentionner l'application de ces recherches à l'électro-diagnostic, je dois dire quelques mots d'une autre conclusion plus directement utile à la thérapeutique électrique, qui paraît encore résulter des faits précédemment énumérés.

L'application sur un muscle d'un courant faradique permet une sorte de gymnastique plus ou moins semblable à l'exercice ordinaire, mais à la condition de produire dans le muscle des mouvements autant que possible analogues aux mouvements physiologiques.

Il est donc utile de rythmer convenablement les excitations.

Ainsi pour un muscle malade qui entre en tétanos complet à 10 excitations par seconde, on aura tout avantage à se servir de courants à 10 interruptions et non pas, comme on le fait en général, de courants interrompus de rythme fixe et inconnu, produits par un trembleur par exemple.

Cette remarque permet d'entrevoir, sans doute, une partie des raisons qui font que les courants faradiques sont souvent mal supportés, à cause de la douleur ou de la fatigue qu'ils provoquent.

Mais ce n'est assurément pas la seule cause, et M. le professeur Bergonié, au cours d'un article publié dans les *Archives d'Électricité médicale*, en février 1896, montre, avec tracés à l'appui, la différence qui existe entre un tétanos volontaire et un tétanos électrique. Il propose, pour éviter la brusquerie de la

contraction et de la décontraction musculaire, l'emploi d'un
rhéostat à résistance rythmiquement variable, qu'il appelle *Rhéostat
ondulant*. Avec cet appareil, la contraction obtenue ressemble
à s'y méprendre à la contraction volontaire, la douleur est nulle,
et les résultats thérapeutiques bien supérieurs à ceux donnés
par les interruptions ordinaires.

Il me semble qu'en utilisant l'appareil de M. le professeur
Bergonié et en réglant le mouvement d'horlogerie de son rhéostat
de façon à produire, aussi exactement que possible, le nombre
d'interruptions qui, avec cet appareil, bien entendu, fait entrer le
muscle malade en tétanos complet, on imiterait, autant qu'il est
possible de le faire, la contraction volontaire.

N'ayant pas à ma disposition l'instrument de M. Bergonié, je
n'ai pu faire de mesures comparatives, et je me contente d'émettre
une idée.

Je suis heureux, en terminant cette étude, de montrer que
les faits, un peu théoriques sans doute pour le praticien, que
j'ai recueillis au cours de mes expériences, sont susceptibles, en
plus des recherches électro-diagnostiques, de rendre quelques
services, par leur application à la thérapeutique électrique de
tous les jours.

INDEX BIBLIOGRAPHIQUE

LANDOIS. — Traité de physiologie humaine, 1893.

RICHET. — Physiologie des muscles et des nerfs.

BIEDDERMANN. — Electro-physiologie.

MAREY. — La machine animale. — Du mouvement dans les fonctions de la vie.—La méthode graphique. —Travaux de laboratoire.

BEAUNIS. — Physiologie humaine.

WEISS. — Technique d'électro-physiologie.

MENDELSSOHN. – Sur les types pathologiques de la courbe de la secousse musculaire (Acad. des Sciences, 1879-1883, Acad. des Sciences, 10 août 1891).

ROSENTHAL. — Nerfs et muscles.

LEWANDOWSKI. — Elektro-diagnostik und Elektrotherapie.

GRASSET ET RAUZIER. — Traité des maladies du système nerveux, 1894.

BERGONIÉ. — Archives d'électricité médicale (février 1896).

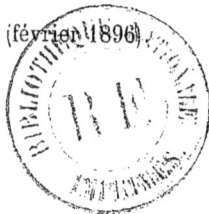

(Pl. I.)

EXPÉRIENCES PHYSIOLOGIQUES

20 inter. par sec.　　　　16 inter.　　　　12 inter.

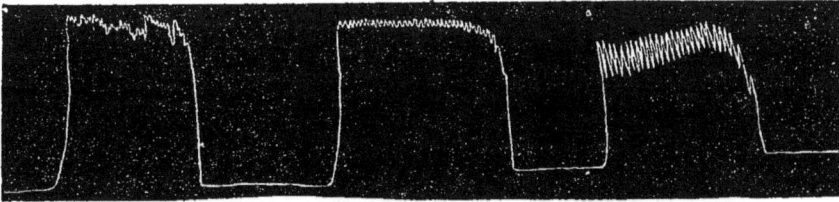

I — Biceps brachial de sujet sain (Interrupteur Trouvé)

20 inter.　　　　16 inter.　　　　12 inter.

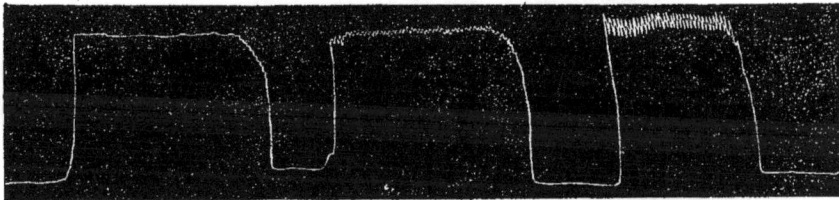

II — Biceps brachial de sujet sain (Appareil de Gaiffe)

14 inter.　　　　12 inter.　　　　9 inter.

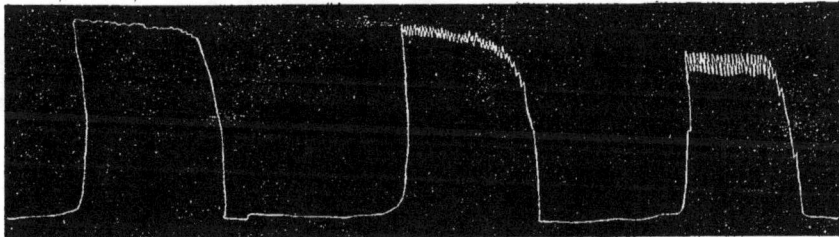

III — Fléchisseur superficiel des doigts d'un adulte vigoureux

20 inter.　　　　18 inter.　　　　12 inter.

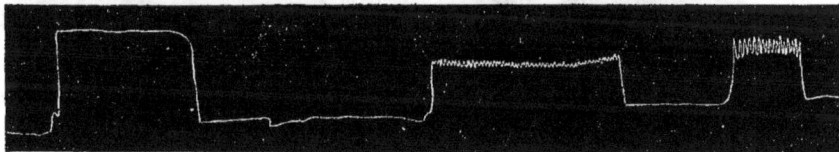

IV — Court abducteur du pouce d'un adulte vigoureux

19 inter.　　　　17 inter.　　　　14 inter.

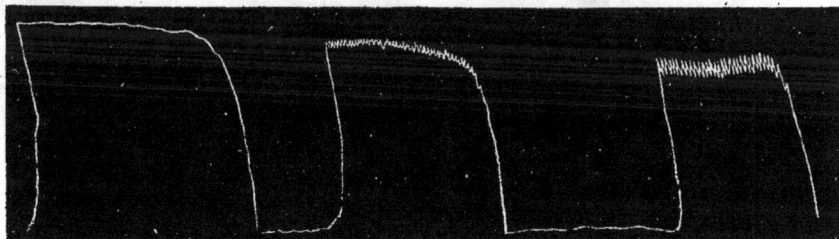

V — Extenseur commun des doigts d'un adulte vigoureux

CAS PATHOLOGIQUES

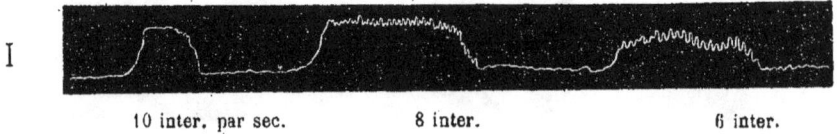

I

10 inter. par sec.   8 inter.   6 inter.

PREMIÈRE OBSERVATION. — Atrophie musculaire progressive (Biceps brachial droit)

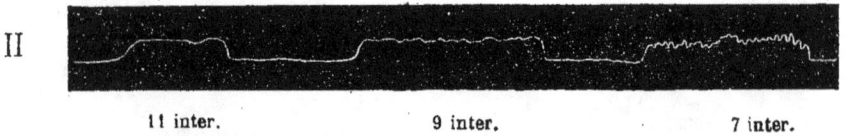

II

11 inter.   9 inter.   7 inter.

OBS. II. — Poliomyélite aiguë (Extenseur commun des doigts à gauche)

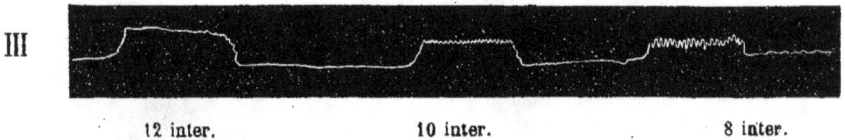

III

12 inter.   10 inter.   8 inter.

OBS. III. — Paralysie saturnine des extenseurs (Extenseur commun des doigts à droite)

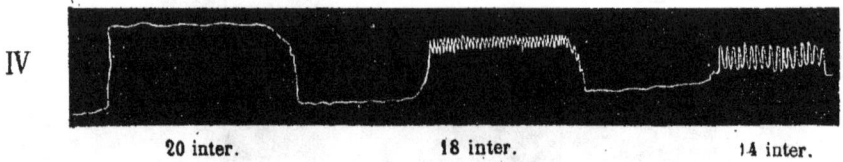

IV

20 inter.   18 inter.   14 inter.

OBS. V. — Hémiplégie droite de nature hystérique (Biceps brachial droit)

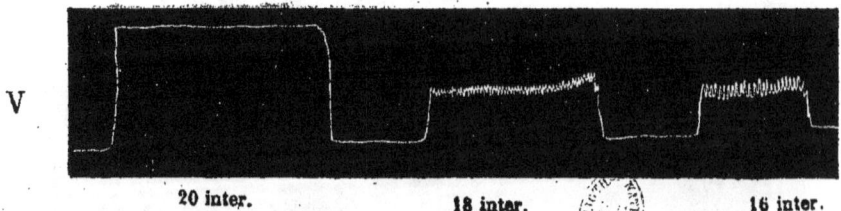

V

20 inter.   18 inter.   16 inter.

OBS. VI. — Hémiplégie gauche par lésion cérébrale avec contracture (Biceps brachial gauche)